TOPOGRAPHIE

PHYSICO - MÉDICALE.

TOPOGRAPHIE
PHYSICO-MÉDICALE

DE

LA VILLE

DE LIGNY,

ET DE SES ENVIRONS,

DÉPARTEMENT DE LA MEUSE.

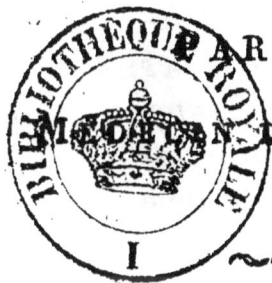

PAR J.L. ROULY,

MÉDECIN DE LA MÊME VILLE.

A BAR-SUR-ORNAIN,

Chez LAGUERRE, Imprimeur-Libraire
1810.

INTRODUCTION.

J'AI cru devoir offrir au Public, la topographie de la ville de Ligny : ayant tout lieu de présumer que cette topographie n'a jamais été faite d'une manière exacte. J'aurais désiré pouvoir la présenter avec plus de détail ; mais n'habitant le pays que depuis peu de temps, j'ai été dans l'impossibilité de faire une infinité de recherches qui m'eussent été très-nécessaires. Je pense néanmoins, n'avoir rien omis de tout ce qui pouvait jeter quelques lumières sur les causes des épidémies qui pourraient se présenter par la suite. J'ai pensé que, pour remplir une semblable tâche avec quelque succès, pour rapprocher avec quelque avantage pour le bien public, des idées éparses, il fallait être doué d'une grande sagacité ; c'est à quoi je n'ai pas lieu de prétendre.

ON y respire un air pur. Je crois cependant devoir observer que souvent en automne il règne des brouillards, il tombe ordinairement pendant l'hyver, qui est toujours long et froid, assez de neige pour couvrir la surface de la terre, et favoriser la végétation. Le printemps est tardif et inconstant. On essuie quelquefois pendant les mois d'avril et de mai, des gelées blanches, très-funestes aux végétaux, sur tout à la vigne.

L'ÉTÉ est assez sec, mais sujet à une température variable : une petite pluie suffit alors pour refroidir l'atmosphère. Il survient communément, pendant les équinoxes, des pluies abondantes, qui ne sont point défavorables aux biens de la terre.

LES aurores boréales sont très-rares ici : quant aux autres météores, tels que les orages, le tonnerre et la grêle, on n'a pas trop lieu de les redouter, et les ravages qu'ils font se bornent pour l'ordinaire à certains cantons.

LE sol des montagnes qui environnent Ligny, est de nature sabloneuse, pierreuse et aride ; la couche végétale est très-mince : elle est légérement jaunâtre, et couvre, en certains endroits, une espèce de tuf contraire aux plantations. On rencontre quelquefois une terre noire qui fléchit sous les pieds, et que l'on peut regarder comme une mauvaise tourbe. Je connais des endroits où l'argile se trouve en abondance.

LE blé que l'on récolte dans cette contrée, est ordinairement étique, de bonne qualité, et en petite quantité : l'orge, l'avoine, et le sarrasin y réussissent néanmoins fort bien. Il n'y a point de prairies, le terrein particulièrement au Sud-Ouest, est couvert 'en partie de forêts. On trouve dans les environs de superbes pierres de taille ; c'est à Savonières, village situé à trois lieues de la ville, qu'il y a une carrière très-considérable de pierre tendre que l'on exploite, qui fait grand bien à tout le pays. On rencontre aussi, dans quelques endroits des carrières de plâtre ; on trouve en outre, beaucoup de mines de fer. Parmi les pétrifications, on y a distingué des testa-

cées, des crustacées, et des parties os-
seuses de poissons.

Les principales rivières qui prennent
leur source aux environs de Ligny, sont
l'Ornain et la Seaux, qui se dirigent au
Nord. On a établi sur ces rivières beaucoup de forges de fer ; on voudrait y
établir aussi des papeteries.

Le commerce de notre pays consiste
particulièrement en grains, vins et bétail.
Nous avons trois marchés par semaine,
le mardi, le vendredi et le samedi. Il y
a aussi quatre foires dans l'année.

On trouve autour de notre ville trois
fontaines, dont deux sont au Sud-Ouest,
et une au Nord. On en connaît encore
quelques autres, mais leur éloignement
me dispense d'en parler. indépendamment
de ces sources, il y a à Ligny, dans les
différens quartiers des puits très-profonds,
qui fournissent une eau que bien des gens
préfèrent à celle des fontaines.

Les eaux des fontaines ainsi que celle
des puits sont inodores, limpides, fraî-
ches, et d'une saveur un peu douçeâtre,
elles ne tarissent jamais, même dans le

temps des plus grandes sécheresses. Elles dissolvent assez bien le savon, après avoir bouilli ; mais il s'y grumèle un peu à froid. Quant à leur pesanteur spécifique, l'aréomètre m'a fait voir une bien petite différence entr'elles : il me serait, par conséquent, fort difficile de dire quelles sont celles qui, par leur légèreté, doivent mériter la préférence.

Ces différentes eaux n'ont produit aucun effet sur le sirop de violettes. Le Carbonate de potasse en déliquesience, après l'avoir troublé, a fourni un précipité blanchâtre, insipide et peu abondant. La mine de fer étant en aussi grande quantité dans le pays, que j'ai cru devoir employer la teinture de noix de galle, la liqueur n'a point changé de couleur.

Je n'ai pas poussé plus loin l'analyse de ces eaux par les réactifs, parce que, d'après les résultats de mes essais, j'ai reconnu qn'elles ne contenaient pas beaucoup de parties hétérogènes, qu'elles étaient un peu séléniteuses ; mais que le sulfate de chaux ne s'y trouvait pas en assez grande quantité pour les rejeter, qu'on pouvait par conséquent, en faire usage sans danger.

LA terre végétale qui couvre la surface du bassin de la ville, est assez fertile en toutes sortes de productions : les principales sont ; le froment, le seigle, l'orge, l'avoine, les pois, la navette et le chanvre. Il y a dans nos jardins, outre un grand nombre d'arbres fruitiers, la plupart des légumes qui croissent en france.

SUR les bords de l'Ornain les pâturages sont bons, et l'on voit s'étendre d'assez belles prairies qui, pour l'ordinaire, donnent deux récoltes.

LES maladies auxquelles les blés sont sujets en ce pays, sont la nielle et le charbon. Cette dernière est rare ; mais la première, que l'on voit assez communément, est attribuée, par la plupart des cultivateurs, aux brouillards et aux temps humides pendant la semaille. Je n'ai rien appris de satisfaisant sur les causes de l'ergot dont nos seigles sont quelquefois attaqués.

LES charançons font souvent un si

grand dégât dans le blé, que le proprié-
taire est obligé de le vendre à un vil
prix. La plupart des recettes qu'on a pro-
posées pour combattre ce redoutable in-
secte, ont été infructueuses.

Je connais un moyen qui a quelquefois réussi, et que l'amour du bien public
m'engage à publier. Il consiste à mettre
du marc de verjus le long des murs, et
aux quatre coins du grenier : on assure
qu'il est incontestable.

Les vins que nous récoltons diffèrent
entr'eux à raison du sol qui les produit;
ceux de Bar-sur-Ornain, chef-lieu du
département de la Meuse, sont les plus
estimés, ces vins ont un joli bouquet,
ils sont très-agréables lorsqu'on les boit ;
ils donnent de la gaieté, les habitans les
préfèrent aux vins étrangers : ils ont peu
de corps, et ne supportent pas l'eau; ils
deviennent faibles au bout de quatre ou
cinq ans, il est rare de les conserver
plus long-temps : ils font couler les uri-
nes, et ne sont nullement capiteux. Ils
contiennent beaucoup d'acidule tartareux.

Les vins de Ligny sont, en général,

inférieurs à ceux dont je viens de parler,
quoiqu'étant d'une bonne qualité ; ils ont
à quelque chose près les mêmes pro-
priétés que ceux de Bar.

ON rencontre sur nos côteaux, dans
nos bois et nos vallées, une quantité de
plantes médicinales et autres ; on distingue la gesse tubéreuse (*latyrus tubero-*
sus) dans la famille des légumineuses ;
elle se trouve en abondance dans les terres
labourables de la ville et des environs.
La racine de cette plante, connue chez
nous sous le nom de *Méguzon*, nous fournit, lorsqu'elle a été cuite dans l'eau,
un aliment farineux, fort agréable, que
plusieurs personnes préfèrent à la châ-
taigne. Notre sol produit encore beaucoup de Champignons, parmi lesquels
on remarque le Mousseron (*fungus ver-*
nus, odorus et esculentus) la Morille
phallus esculentus, etc. etc.

LES arbres qui peuplent nos forêts sont
en partie des hêtres, des chênes et des
charmes. Les premiers nous donnent les
faines, dont on retire, par l'expression,
une huile, qui, en vieillissant, acquiert

une bonne qualité, et tient un des premiers rangs entre celles du pays.

LA plupart des quadrupèdes et oiseaux
de la France se rencontrent dans nos forêts
et nos campagnes. Le gibier est fort bon :
et le lièvre, sur-tout celui que l'on chasse
sur les montagnes, où il se nourrit d'herbes odoriférantes, a un fumet des plus
agréables et une chair délicieuse. Parmi
les animaux domestiques qui servent à la
nourriture de l'homme, le mouton paraît
être celui à qui notre sol procure une
chair plus succulente et d'un goût plus
savoureux.

NOS rivières sont poissonneuses, la
truite que nous fournit l'Ornain est si
bonne, qu'elle fait les délices des gastro-
nomes du caveau.

LES serpens qui se trouvent dans nos
contrées, sont la Vipère, la Couleuvre
verte et jaune, et l'Orvet.

LES épizooties sont rares en ce pays :
il règne cependant quelquefois dans les
campagnes, certaines maladies qui font
périr un assez grand nombre de bestiaux.

Parmi les différentes maladies dont les

bêtes à cornes sont affectées, on distingue sur-tout l'enflure, le pissement de sang et le charbon. La première a lieu lorsque l'animal a mangé des herbes encore couvertes de rosée, ou bien dans lesquelles se trouve la renoncule de marais. *Ranonculus sceleratus.* Pour y remédier, les paysans ont la détestable coutume de percer d'un coup de couteau les flancs du malade, ce qui peut causer des accidens plus graves que le mal même : il faut dans ce cas, donner des lavemens émolliens, et administrer des potions mucilagineuses. Ces mêmes hommes, guidés par une routine aveugle, ne connaissent que les purgatifs pour combattre le pissement de sang, qui n'exige que des adoucissans. Quant à l'anthrax, les bouviers n'ignorent nullement les moyens propre à le détruire ; mais, comme il est contagieux, ils en sont souvent affectés eux-mêmes, pour n'avoir pas pris assez de précautions dans les pansemens.

Les bêtes à laine sont sujettes à la clavelée, au catarrhe, au tournoiement et aux maladies du foie. Ces dernières affectent particulièrement les moutons que l'on fait paître dans des prairies humides. Dans les lieux où il y a beaucoup de marais, ces animaux ne vivent guère que quatre ou cinq ans.

LES porcs sont quelquefois attaqués d'une maladie connue parmi nous, sous le nom de poil : c'est une tumeur inflammatoire qui leur survient au cou, et au centre de laquelle paraît un long poil. Il faut, pour éviter la perte de l'animal, scarifier promptement cette tumeur, ou l'extirper avec l'instrument tranchant. Ils sont, en outre, sujets à une espèce d'érysipèle qui occupe les tégumens du bas-ventre. Cette affection, que l'on nomme mal-rouge, se guérit par des fomentations d'oxicrat. La ladrerie est encore fréquente parmi les cochons.

LES maladies particulières aux chevaux sont les tranchées, les cavives, et l'avant-cœur.

IL serait à désirer, que les paysans ne vendissent pas aussi impunément qu'ils le font, leurs bestiaux aussi-tôt qu'ils les voient attaqués dangereusement. Certains

B

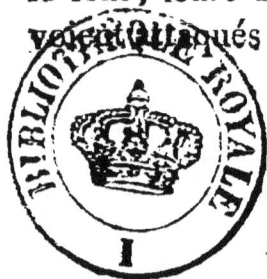

bouchers ne rougissent pas de les ache-
ter à vil prix , et de distribuer une
viande mal-saine et capable de causer des
accidens.

LES habitans de la ville de Ligny, sont
la plupart fort aisés, aiment le vin et la
bonne chair. Les Linois sont, en général,
d'une taille avantageuse et d'un tempérament sanguin. Les vices de conforma-
tion sont très-rares parmi eux. La classe
indigente est , comme par-tout ailleurs,
exposée à beaucoup de privations ; cependant, il est rare qu'elle y manque du nécessaire. En général , la nourriture y est
fort saine , et toutes les denrées de première néccssité à un prix assez modéré.
Les femmes, pour la plupart, grandes et
bien faites, sont sur-tout distinguées des
autres femmes de la Lorraine , par la
blancheur de leur peau , la fraicheur et
l'éclat de leur teint.

POUR tracer le tableau des mœurs et
du caractère des habitans de Ligny, il
n'est pas nécessaire d'avoir long-temps
séjourné dans cette ville. Tout étranger
qui y arrive, ne tarde pas à s'apperce-

voir que difficilement on trouve ailleurs
plus d'affabilité, d'honnêteté et de géné-
rosité.

LA longévité est telle qu'il y a six ans,
on comptait à Ligny quarante octogé-
naires, dont cinq ou six âgés de 90 ans
ou plus, plusieurs de la classe indigente,
et parmi lesquels il y avait plus de femmes que d'hommes ; il existe aujourd'hui
à Ligny un particulier, jardinier de pro-
fession, âgé de 98 ans, qui marche souvent sans bâton, et se livre à divers ex-
ercices qui exigent encore une certaine
vigilance. Le nombre des décès est en
général inférieur à celui des naissances.

LA température de l'air et l'inconstance des saisons, exigent que l'on quitte
de bonne heure les habits d'été, et que
l'on porte long-temps ceux d'hyver.

Nos élégantes se plaignent depuis un
certain temps de rhumes, de douleurs
rhumatismales, sans s'appercevoir que la
principale cause de leur maladie est due
à la manie de se vêtir trop légèrement.

LES épidémies sont rares à Ligny ; il
paraît même, d'après ce qu'en disent les

habitans, qu'on n'y a qu'un exemple mémorable d'une épidémie meurtrière qui est celle de 1779. Il a régné de temps-en-temps des fièvres putrides, des fièvres éruptives ; mais elles ont été peu répandues. Les maladies que l'on voit régner le plus fréquemment dans la ville, sont les pleurésies, les péripneumonies, les esquinancies, les rhumatismes aigus, les catarrhes, les ophtalmies, les érysipèles, les fièvres d'accès, les fièvres bilieuses, et l'authrax, connu ici sous le nom de puce maligne. (*a*)

LES fièvres intermittentes sont aussi très-communes à Ligny. C'est particulièrement parmi les paysans que l'on observe ces maladies auxquelles une mauvaise nourriture, l'intempérie de l'air et la fatigue, ne peuvent guère manquer de donner lieu.

J'AI remarqué que la plupart de ces fièvres, résistaient souvent au remède qui passe pour le vrai spécifique. Dans ces circonstances, après avoir préparé le su-

_____

(*a*) Cette maladie se rencontre plus souvent à la campagne qu'à la ville.

jet par un régime convenable, je lui fait prendre au moment de l'accès du froid, un vomitif qui agit pendant le paroxisme, et termine pour l'ordinaire la maladie. Il est rare que je sois obligé de recourir à ce remède plus de deux ou trois fois. Le tartrite de potasse antimoiné (ou émétique) est le vomitif auquel je donne la préférence dans ce cas. J'ai remarqué que quand il n'agissait que par le bas, il ne réussissait pas aussi bien: c'est pourquoi je pense qu'il est bien essentiel de le donner à des doses assez fortes pour exciter le vomissement.

SANS vouloir augmenter ici, le nombre des hypothèses sur la théorie des fièvres intermittentes, je crois devoir observer, d'après M. le Professeur Corvisart, que le vomitif réussit dans ces maladies, non seulement parce qu'il détruit la saburre qui se trouve dans les premières voies, mais principalement parce qu'il augmente la sueur, rétablit le ton des petits vaisseaux de la surface, en excitant leur action, dissipe le spasme dont ils sont affectés, et produit par conséquent une crise parfaite. Ce remède m'a paru un peu trop négligé, et s'il m'était permis de prononcer d'après ma propre expérience, je dirais, qu'il doit tenir un des premiers rangs, lorsqu'il est administré comme il convient.

J'OBSERVERAI, que quand on est parvenu à détruire la fièvre, il est bien essentiel, pour éviter une rechûte, de s'abstenir pendant long-temps de purger le malade, quand même la langue serait chargée.

LE nombre et le caractère de ces affections, varient en raison des constitutions atmosphériques qui les accompagnent et qui les précèdent. Quant aux causes de ces maladies, il est facile de les reconnaître d'après ce qui a été dit, et de voir que le tempérament des habitans, la température de l'air, et l'inconstance des saisons ne contribuent pas peu à produire des maladies inflamatoires.

L'APOPLEXIE affecte assez communément les séxagénaires, mais particulièrement ceux qui sont d'une constitution pléthorique, ou qui se livrent aux excès de la table. On attaque ordinairement cette maladie par les saignées, les purgatifs et les vésicatoires. Je n'emplois guère les vomitifs que quand il y a une disposition aux vomissemens (*vomitus vomitu curatur.*)

LES maladies chroniques les plus communes, sont les obstructions du bas-ventre, les hydropisies, particulièrement celle de poitrine, la dyspepsie, l'asthme, la phtysie pulmonaire, les céphalalgies, les douleurs rhumatismales, la goutte, les scrophules, et les dartres.

C'EST principalement dans la classe des ouvriers sédentaires, ainsi que chez les personnes qui font peu d'exercice, que l'on observe ces différentes affections. Quant aux artisans dont la vie est active, on ne leur connaît point de maladie particulière, excepté les scrophules et les dartres qui leur sont héréditaires.

LES personnes du sexe sont sujettes à l'hyltérie, aux fleurs blanches. Cette dernière maladie, qui est aussi commune dans la ville que rare dans la campagne, affecte même quelquefois de jeunes filles qui n'ont pas encore atteint l'âge de puberté. Cet écoulement, qui, chez la plupart des femmes n'est que lymphatique, devient rarement dangereux, et n'oppose d'ordinaire aucun obstacle à la fécondité. Si cependant la maladie est invétérée, elle peut causer une faiblesse générale, et donner lieu aux différens accidens qui en sont la suite. La vie sédentaire, l'oisiveté, les veilles immodérées, le luxe, les excès et les passions paraissent évidamment concourir à produire et à entretenir cette maladie. A ces causes ne pourrait-on pas joindre l'abus des chauffrettes ? Les femmes, dans notre ville, ont la malheureuse habitude de s'en servir pendant toute l'année, et de les remplir de charbons ardens : il en résulte une chaleur qui, en se concentrant sous leurs jupons, ne peut pas manquer de dilater extraordinairement les vaisseaux utérins, et d'y produire un relâchement considérable. Lorsque cette maladie est ancienne, elle devient fort incommode et résiste à la plupart des moyens dont on se sert pour la combattre.

LES maladies les plus fréquentes parmi les enfans sont la petite vérole, la rougeole, la fièvre scarlatine, la coqueluche, les vers, la teigne et les aphthes. Les trois premières, sans être très-meurtrières, ont souvent des suites fâcheuses, que l'on doit attribuer à l'insouciance, à la négligence et aux préjugés des parens : il est rare qu'ils appellent un médecin dans ces circonstances ; ils aiment mieux confier leurs enfans à quelques commères, où à certains empyriques qui n'opposent d'ordinaire que des remèdes échauffans à toutes les fièvres éruptives.

LA coqueluche, que l'on regarde comme contagieuse, résiste pour l'ordinaire à toute espèce de traitement. L'enfant auquel on a prodigué les soins les plus assidus, est malade pendant quarante jours au moins, de même que celui qui a été abandonné aux seuls secours de la nature. Les accès, qui se terminent presque toujours par le vomissement, sont ordinairement suivis d'un appétit dévorant : il est, en conséquence, difficile d'assujettir les enfans à un régime

exact ; et de-là peut-être naissent les dif-
ficultés que l'on a à surmonter dans le
traitement de cette maladie.

La teigne, que l'on connaît ici sous
le nom de râche, est rarement confiée
aux soins du médecin : on a ordinairement recours à quelques bonnes femmes
qui emploient la calotte.

Les maladies épidémiques sont, comme
je l'ai observé, très-rares à Ligny, mais
plusieurs villages circonvoisins sont en
proie presque tous les ans, à quelques
maladies populaires.

Quand aux maladies chirurgicales,
elles consistent en tumeurs inflamatoires,
hernies, plaies, ulcères, luxations et
fractures.

Il y a à Ligny un hospice de la charité, dont les biens sont régis par des Ad-
ministrateurs et un Receveur. Un Médecin et un Chirurgien sont chargés du
service médical ; ils font une visite par
jour, et même deux, lorsque les circonstances l'exigent. Cet hospice de la charité, qui est d'une fondation ancienne,
est situé à l'ouest de la ville, près de

l'ancien rempart. Ce bâtiment est trop écrasé, mal exposé, et ne réunit pas en dedans tous les avantages que l'on pourrait désirer.

Il y a à la Charité plusieurs salles destinées aux malades, une pour les femmes, et deux pour les hommes. Elles sont placées au rez-de-chaussée, au niveau du sol, cequi est très-mal-sain. Les malades couchent seuls dans des lits bien garnis. On y reçoit quelques militaires les plus souffrans.

Cet Hospice ne contenant qu'un petit nombre de malades, on ne doit pas craindre d'y voir jamais se développer des fièvres pernicieuses.

Le cimetière construit immédiatement derrière l'église, situé à l'ouest et au sein de la ville, ne réunit pas tous les avantages désirables ; il conviendrait mieux qu'il fût placé au nord et en dehors: on éviterait par-là toute espèce de corruption.

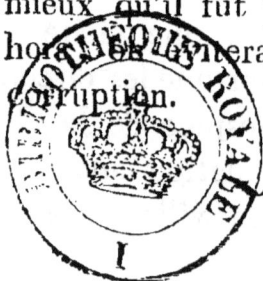

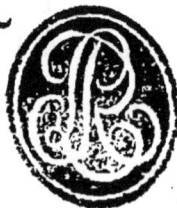

ERRATA.

Page 11, ligne 12, en déliquesience, *lisez* en déliques-
    cence.

16, ligne 6, de marais, *lisez* des marais.

17, ligne 21, les cavives, *lisez* les avives.

23, ligne 23, l'hyltérie, *lisez* l'hystérie.